BEI GRIN MACHT SICH IHR WISSEN BEZAHLT

- Wir veröffentlichen Ihre Hausarbeit,
  Bachelor- und Masterarbeit

- Ihr eigenes eBook und Buch -
  weltweit in allen wichtigen Shops

- Verdienen Sie an jedem Verkauf

Jetzt bei www.GRIN.com hochladen und kostenlos publizieren

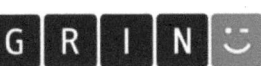

Grundlagen der Gesundheitspsychologie. Strategien für konkrete Umsetzungen zur Verhaltensänderung

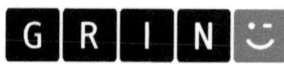

Bibliografische Information der Deutschen Nationalbibliothek:

Die Deutsche Nationalbibliothek verzeichnet diese Publikation in der Deutschen Nationalbibliografie; detaillierte bibliografische Daten sind im Internet über http://dnb.d-nb.de abrufbar.

ISBN: 9783346721303
Dieses Buch ist auch als E-Book erhältlich.

© GRIN Publishing GmbH
Nymphenburger Straße 86
80636 München

Alle Rechte vorbehalten

Druck und Bindung: Books on Demand GmbH, Norderstedt Germany
Gedruckt auf säurefreiem Papier aus verantwortungsvollen Quellen

Das vorliegende Werk wurde sorgfältig erarbeitet. Dennoch übernehmen Autoren und Verlag für die Richtigkeit von Angaben, Hinweisen, Links und Ratschlägen sowie eventuelle Druckfehler keine Haftung.

Das Buch bei GRIN: https://www.grin.com/document/1271771

Hausarbeit

Gesundheitspsychologie

Alternative – D

Abgegeben am: 29.07.2020 im E-Campus

SRH Fernhochschule

Modul: Gesundheitspsychologie

Studiengang: Psychologie (B.Sc.)

Inhaltsverzeichnis

Abkürzungsverzeichnis

IT- Abteilung	Informationstechnik-Abteilung
TTM	Transtheoretisches Modell
HAPA	Sozial-kognitives Prozessmodell des Gesundheitsverhaltens (Health Action Process)
HBM	Modell gesundheitlicher Überzeugungen (Health-Belief-Modell)
PMT	Theorie der Schutzmotivation (Protection Motivation Theory)
TPB	Theorie des geplanten Verhaltens (Theory of Planned Behavior)
TRA	Erweiterung der Theorie des überlegten Handelns (Theory of Reasoned Action)
SCT	sozialkognitive Theorie (Social Cognitive Theory)

SWE	Selbstwirksamkeitserwartung
POC	Konkrete Änderungsstrategien
PR-Modell	Modell des Rückfallprozesses
WHO	Weltgesundheitsorganisation
BMI	Body-Mass-Index

Abbildungsverzeichnis

Tabellenverzeichnis

1 Einleitung

Vor dem Hintergrund der Corona-Krise 2020 wird das Thema „Gesundheit" wichtiger denn je. Dr. Dirk Lehr, Professor für Gesundheitspsychologie an der Leuphana-Universität Lüneburg macht auf die Psychologischen Herausforderungen dieser Pandemie aufmerksam. Er ist durch frühere Epidemien überzeugt davon, dass unter anderem soziale Isolation nicht spurlos an der menschlichen Seele vorbeigeht. Zudem müssen die Menschen mit psychischer Vorerkrankung einer besonderen Belastung entgegentreten (Zuehlsdorff, 2020). Die Gefahr einer Ansteckung am Covid-19 schien zunächst recht groß, da die Hauptübertragungswege das Atmen, Husten, Sprechen oder Niesen darstellen, doch Sorgen um einen schweren Verlauf mussten vor allem diejenigen haben, die zur sog. Risikogruppe gehören. Das bedeutet, dass bei diesen Personengruppen häufiger ein besonders schwerer Krankheitsverlauf beobachtet wurde. Dazu gehören ältere Menschen (ab etwa 50-60 Jahren), Raucher, stark adipöse Menschen und Personen mit bestimmten Vorerkrankungen (z. B. Bluthochdruck und koronare Herzerkrankungen); (Robert Koch Institut, 2020). Um einer schweren Form der Erkrankung zu entgehen, gab es bei vielen Menschen ein Umdenken in ihrem Gesundheitsverhalten. Gesunde Ernährung und Sport wurden wieder aktiver in das Blickfeld der Bevölkerung gerückt. Das Thema Sport und Bewegung im Alltag begleitet mich als, Personaltrainer besonders. Personaltrainer helfen Personen auf ihrem Prozess aktiver zu werden. Dabei werden Trainingspläne erstellt, Tipps und Hilfestellungen bei der richtigen Ausführung an den Geräten im Fitnessstudio gegeben und eine unterstützende Ernährung angestrebt. Im Mittelpunkt dieser Arbeit soll im Rahmen der Gesundheitspsychologie eine Verhaltensänderung bzw. Verhaltensmodifikation veranlasst werden. Das Verhalten soll von einem inaktiven Lebensstil zu einem (gesundheitsförderlichem) körperlich-sportlich aktiven Lebensstil verändert werden. Körperliche Aktivität wirkt primär präventiv und schützt so vor einigen chronischen Erkrankungen. Zudem kann Bewegung bei bereits erfolgten Gesundheitseinschränkungen helfen und ist somit auch sekundär präventiv wirksam (Rennberg & Hammelstein, Phillip [Hrsg.], 2006, S. 195). In den letzten Jahren wurde eine Reihe von Studien erstellt, die überwiegend bezeugen konnten, dass körperliche Aktivität die allgemeine Mortalität, Gewicht und Herz-Kreislauf-Leistungsfähigkeit positiv beeinflussen.

Zudem wirkt sich körperliche Aktivität auch auf die psychische Gesundheit aus, indem Wohlbefinden und Zufriedenheit gesteigert werden und zugleich Depressionen und Verstimmungen abgebaut werden (Rennberg & Hrsg., 2006, S. 196–199). Durch den Beruf als Personaltrainer besteht meine Aufgabe darin, Personen auf ihrem Prozess der Verhaltensänderung zu begleiten und unterstützen. In dieser Arbeit wird im ersten Teil (Kapitel 2) über die theoretischen Grundlagen der Gesundheitspsychologie informiert und auf die theoretischen gesundheitspsychologischen Modelle und Theorien eingegangen. Im Anwendungsteil (Kapitel 3) folgt anschließend eine Umsetzung der Theorien an einem Beispiel, wobei Strategien und konkrete Umsetzungen zur Verhaltensänderung herausgearbeitet werden und an 4 verschiedenen Stufen veranschaulicht werden. Daraufhin wird im 4. Kapitel über die Grenzen des rein psychologischen Ansatzes diskutiert und Möglichkeiten zur Ergänzung mit weiteren Disziplinen angefügt. Im letzten Teil dieser Arbeit (5. Kapitel) soll abschließend ein Fazit gezogen und einen Ausblick auf die möglichen zukünftigen Forschungen geben werden.

2 Theorien und Modelle des Gesundheitsverhaltens

Um den theoretischen Teil dieser Arbeit einzuleiten, wird es zunächst wichtig seine grundlegenden Begriffe wie „Gesundheitspsychologie", „Krankheit", „Gesundheit" und „Verhaltensänderung/-modifikation" verständlich darzulegen.

Die Gesundheitspsychologie wird als Teilgebiet der Psychologie angesehen, bei dem die psychologischen Erkenntnisse und Forschungsmethoden die Gesundheitsförderung und -erhaltung zum Ziel haben. Dies kann unter anderem durch vorbeugende Maßnahmen zur Aufdeckung von Gesundheitsrisiken dienen, Früherkennung von Störungen fördern, Ätiologie und Differenzialdiagnose ermöglichen, sowie das Ziel durch die Verbesserung der Gesundheitsversorgung herbeiführen (Fröhlich, 2014, S. 222). Der Begriff von Krankheit impliziert immer Störungen im Organismus, die als Abweichung von der Norm definiert werden können und zudem objektiv messbar sind. In der sozialen Thematik wird Krankheit primär als fehlende Funktionsfähigkeit im sozialen System angesehen und stellt somit eine Abweichung von sozialen Normen dar. Zudem ist Krankheit psychisch erlebbar in Form der wahrgenommenen Schmerzen und Beschwerden, die auch Ängste, Belastung und weitere Gefühle beinhalten sowie der Bewältigungsprozess (Faltermaier, 2005, S. 33). Der Begriff der Gesundheit dagegen, wird mit einem Zustand vollkommener körperlichen, seelischen und sozialen Wohlbefindens beschrieben, der sich nicht nur auf die Abwesenheit von Krankheit konzentriert (WHO, 1948, zitiert nach Faltermaier, 2005, S. 33). Der für diese Arbeit ebenso wichtige Begriff der Verhaltensmodifikation (Verhaltensänderung) wurde von Ullmann und Krasner in den 1960er-Jahren eingeführt. Dieser Begriff beschreibt die Veränderung abweichender bzw. unerwünschter Verhaltensweisen durch psychologische Lerntechniken. Dabei können Desensitivierung, operantes Konditionieren, Tokenstrategien, Verhaltensformung, etc. zum Einsatz kommen. Es werden demnach eine Vielzahl von Techniken angewandt, die als kognitive Verhaltensmodifikation (cognitive behavior modification) oder semantische Verhaltensmodifikation (semantic behavior modification) gelten (Fröhlich, 2014, S. 503).

2.1 Gesundheitsverhalten

Gesundheitsverhalten wird als Verhaltensmuster, Handlung oder Gewohnheit verstanden, die den Erhalt, die Wiederherstellung oder Verbesserung der Gesundheit beeinflusst (Ziegelmann, 2002, zitiert nach Knoll, Scholz & Rieckmann, 2017, S. 26). In diesem Kontext wird Verhalten wie regelmäßige körperliche Aktivität, gesunde Ernährung, regelmäßige Vorsorgeuntersuchungen, etc. verstanden. Zudem wird auch das Unterlassen von Risikoverhalten zum Gesundheitsverhalten gezählt. Als Risikoverhalten werden Verhaltensweisen gezählt, die die Gesundheit gefährden können oder nachgewiesenermaßen Schädigen, wie Rauchen, Alkohol- und Drogenkonsum. Gegenstand der Gesundheitspsychologie ist es die Verhaltensänderung von Gesundheitsverhalten zu beeinflussen, indem Theorien aufgestellt werden, die versuchen die wichtigsten Faktoren identifizieren und erklären zu können (Knoll et al., 2017, S. 26). Das Ziel dessen Theorien und Konzepten von Gesundheitsverhalten besteht darin, effektive gesundheitsförderliche Maßnahmen zu gestalten. Dabei kommen vor allem kognitive Faktoren, rationale Überlegungen und Einstellungen zur Anwendung (Brinkmann, 2014, S. 54). Die hier verwendete Unterteilung der angewandten Gesundheitspsychologie wird in kontinuierliche Prädikationsmodelle und Stufen- bzw. Stadienmodellen unterteilt. Kontinuierliche Modelle, gehen davon aus, dass sich menschliches Verhalten fortgesetzt verändert. Dabei ist eine gesundheitsbewusste Veränderung umso wahrscheinlicher, je stärker die Modellkomponenten ausgebildet sind, welche sich aus kognitiven und affektiven Faktoren (Einstellungen, Selbstwirksamkeit, etc.) zusammensetzten. Stufen- bzw. Stadienmodelle, oder dynamische Stadienmodelle wollen im Gegensatz zu kontinuierlichen Modellen spezifisches Verhalten nicht erklären, sondern beschäftigen sich mit dem Prozess der Verhaltensänderung über Zeit. Dabei durchläuft ein Individuum verschiedene Stadien bzw. Stufen, um eine Verhaltensänderung erreichen zu können (Brinkmann, 2014, S. 55). Im Folgenden kann anhand der Grafik ein erster Überblick über die verschiedenen Modelle und Theorien aus dem kontinuierlichen Prädikationsmodell und dem Stufen- bzw. Stadienmodell gewonnen werden.

Kontinuierliche Modelle	Dynamische Stufen- bzw. Stadienmodelle
• Modell gesundheitlicher Überzeugung (HBM) • Theorie überlegten Handelns (TRA) • Theorie der Schutzmotivation (PMT) • Theorie des geplanten Verhaltens (TPB) • Sozial-kognitive Theorie (SCT)	• Transtheoretisches Modell (TTM) • Sozial-kognitives Prozessmodell gesundheitlichen Handeln (HAPA)

Tabelle 1: Übersicht der Gesundheitsmodelle (eigene Darstellung)

Die Auswahl der Modellklassen hat Auswirkungen auf möglichen Interventionsmaßnahmen, da die Vertreter der kontinuierlichen Modelle alle Personen an den gleichen Interventionsmaßnahmen teilnehmen lassen, während die Vertreter der Stadienmodelle maßgeschneiderte Interventionen für jedes Stadium entwickeln (Knoll et al., 2017, S. 27). Sozial kognitive Modelle haben sowohl kognitive Elemente als auch soziale Einflüsse, um Gesundheits- bzw. Risikoverhaltensweisen Erklären und Vorhersagen zu können (Brinkmann, 2014, S. 54).

2.2 Kontinuierliche Prädiktionsmodelle

Die folgenden 2 Modelle werden als Furchtappelltheorien bezeichnet. Diese Theorien gehen davon aus, dass Menschen mit ihrem individuellen Risikoverhalten bzw. Erkrankungswahrscheinlichkeit konfrontiert und somit wachgerüttelt werden müssen, um eine Verhaltensänderung erzielen zu können. Zu diesen Furchtappelltheorien gehören das Modell gesundheitlicher Überzeugungen (HBM) und die Theorie der Schutzmotivation (PMT).

Das Modell der Gesundheitsüberzeugung (Health Belief Model) wird als eines der ältesten sozial-kognitiven Ansätze gezählt. Es versucht vorherzusagen, ob ein Mensch ein bestimmtes Gesundheitsverhalten zeigen wird. Dabei wird davon ausgegangen, dass menschliches Verhalten rational ist, wenn das Individuum durch eine Krankheit persönlich bedroht wird oder sich dafür anfällig fühlt und aufgrund dessen negative Folgen zu erwarten habe. Das Zusammenspiel von Bedrohungsgrad, Gesundheitsüberzeugung negative Konsequenzen vermeiden zu können und passendes Aufwandsverhältnis, führen zu gesundheitsförderlichem Verhalten (siehe dazu Abbildung 1); (Brinkmann, 2014, S. 57).

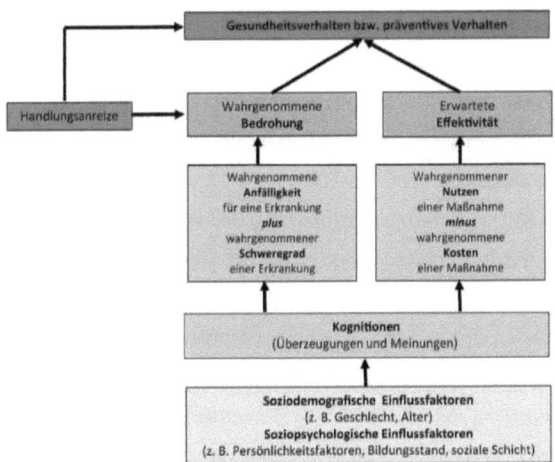

Abbildung 1: Das Modell der Gesundheitsüberzeugungen (Health Belief Model); (Brinkmann, 2014, S. 59; Vergrößerte Darstellung im Anhang)

Bei diesem Modell spielt die Kosten-Nutzen-Bilanz eine entscheidende Rolle. Dabei wird der zu erwartende subjektive Nutzen z. B. einer Verhaltensänderung mit den Unbequemlichkeiten und Anstrengungen verglichen (z. B. Schmerzen).

Dabei sind beide Faktoren der wahrgenommenen Bedrohung der Gesundheit und die erwartete Effektivität der Maßnahmen ausschlaggebend. Diese Faktoren sind jedoch abhängig von der additiv verknüpften Überzeugung (health beliefs) des Individuums, hinsichtlich ihrer Vulnerabilität für spezifische Krankheiten (z. B. Familienbedingtes vorkommen) und dem Schweregrad einer Erkrankung (z. B. schneller Tod), der jedoch meist unterschätzt wird (Brinkmann, 2014, S. 57). Zudem berücksichtigt dieses Modell durch Becker (1947) auch die Distale Einflussvariablen, die menschliche Kognitionen beeinflussen. Dazu werden soziodemografische Faktoren (z. B. Geschlecht), soziopsychologische Variablen (z. B. Gruppenverhalten) und individuelles Wissen (z. B. Zusammenhänge zwischen Verhalten und Gesundheit) gezählt (zitiert nach Brinkmann, 2014, S. 58). Durch Rosenstock (1974) wurde der Aspekt der Verhaltensauslöser oder Handlungsanreize hinzugefügt. Dabei kann beispielsweise ein Bericht über Herzerkrankungen bei Übergewichtigen, eine junge Frau dazu anregen abzunehmen und aktiver im Alltag zu werden. Handlungsanreize wirken dabei auch direkt auf die wahrgenommene Bedrohung und beeinflussen diese. Durch diese Handlungssignale können latent vorhandene Kosten-Nutzen-Bilanzierungen konkrete Handlungen eingeleitet werden (zitiert nach Brinkmann, 2014, S. 59).

Die Theorie der Schutzmotivation (PMT) von Rogers (1975) ist ein Modell, das dem HBM stark ähnelt, mit dem Unterschied, dass es die Selbstwirksamkeitserwartung und Intention berücksichtigt. Er wollte zeigen, wie sich Furchtappelle auf das Gesundheitsverhalten auswirken. Furchtappelle beeinflussen Bedrohungseinschätzung und erhöhen somit die Schutzmotivation, was schlussendlich das Verhalten ändert. Die Bedrohungseinschätzung wird als Zusammenspiel von intrinsischer und extrinsischer Belohnung angesehen. Davon abgezogen werden die wahrgenommene gesundheitliche Verwundbarkeit und der Schweregrad. Die Bewältigungseinschätzung setzt sich aus der Handlungswirksamkeit, der Selbstwirksamkeit aber auch den Handlungskosten zusammen. Diese zwei Komponenten der Bedrohung- und Bewältigungseinschätzung führen zur Schutzmotivation/-intention und theoretisch zur Verhaltensänderung (Rennberg & Hrsg., 2006, S. 38-39). Es kann demnach gesagt werden, dass Furchtappelle einen Einfluss auf das Gesundheitsverhalten haben können. Das HBM und PMT werden dafür als theoretische Rahmen herangezogen. Der Vorteil des PMT besteht darin, dass neben den Bedrohungseinschätzungen auch die personalen Ressourcen (Bewältigungseinschätzung) berücksichtigt werden. Demgegenüber wird im HBM mit der Schutzmotivation (Intention) und Selbstwirksamkeit gearbeitet, was ebenfalls einen Vorteil darstellt (Rennberg & Hrsg., 2006, S. 40).

Die Theorie des geplanten Verhaltens (Theory of Planed Behavior, TPB) erweiterte und ersetzte somit die Theorie des überlegten Handelns (TRA) von Fishbein und Ajzen 1975. In der TPB steht die Verhaltensintention im Vordergrund. Verhaltensintention ist die individuelle bewusste Entscheidung, ein bestimmtes Verhalten durchzuführen. Dabei gehen die Vertreter dieser Theorie davon aus, dass Intention von der individuellen Einstellung, der subjektiven Norm und der wahrgenommenen Verhaltenskontrolle beeinflusst wird, wie in Abbildung 2 dargestellt wurde (Brinkmann, 2014, S. 72).

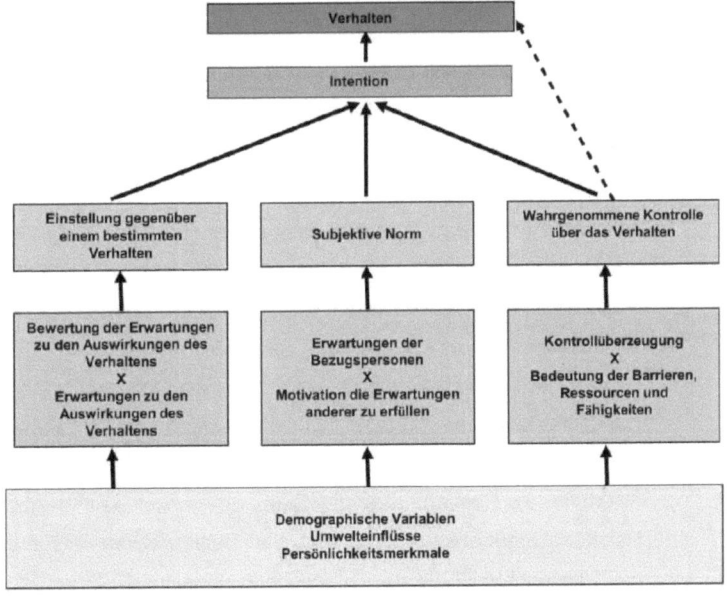

Abbildung 2: Theorie des geplanten Verhaltens (Brinkmann, 2014, S. 74).

Das bedeutet, je mehr eine Person glaubt, dass durch ein von ihr bestimmtes Verhalten das gewünschte Ergebnis erzielt wird, desto positiver wird ihre Einstellung gegenüber dem Zielverhalten sein (Franke, 2012, S. 254).

Bei der sozial-kognitiven Theorie (SCT) von Bandura steht die Ausprägung der Selbstwirksamkeitserwartung und Handlungsergebniserwartung im Vordergrund. Davon wird abhängig gemacht, ob eine Person eine Änderung im Gesundheitsverhalten zeigen wird. Der Begriff Selbstwirksamkeitserwartung (SWE) weist auf eine allgemein bedeutsame personale Ressource hin. Durch die SWE wird die Einordnung in einen Schwierigkeitsgrad einer Handlung sowie Anstrengung und Ausdauer bis zur Zielerreichung beeinflusst (Brinkmann, 2014, S. 78-79). Selbstwirksame Menschen neigen dazu sich anspruchsvolle Ziele zu setzten, werden schneller aktiv im Handeln und bleiben von Niederlagen meist unbeirrt in ihrem Handeln. Dadurch kommen sie besser über Fehlschläge hinweg und wenden eine überwiegend vorteilhafte Selbstregulation an. Die Selbstwirksamkeitserwartung wird von vier Faktoren beeinflusst, der erfolgreichen Umsetzung eines Verhaltens, die stellvertretende Erfahrung einer anderen vergleichbaren Person, die symbolische Erfahrung (mündliche Informationen oder Überredung) und die emotionale Erregung vor einer herausfordernden Handlung. Dabei wird die Selbstwirksamkeitserwartung am stärksten von der erfolgreichen Umsetzung einer Verhaltens und am schwächsten von der emotionalen Erregung beeinflusst (Brinkmann, 2014, S. 81). Bandura nimmt also an, dass kognitive, motivationale, emotionale und aktionale Prozesse gesteuert werden, indem subjektive Erwartungen entstehen, die überwiegend durch Handlungsergebniserwartungen und Selbstwirksamkeitserwartungen hervorgerufen werden. Nach diesem Modell wird die Person zuerst Vor- und Nachteile abwägen, die in Form von Handlungsergebniserwartungen bzw. Konsequenzerwartungen des eigenen Handelns geäußert werden. Zudem werden die eigenen Kompetenzen eingeschätzt, in der Lage zu sein ein Verhalten in schwierigen Situationen ausführen zu können, also die Selbstwirksamkeit (siehe Abbildung 3). Die Handlungsergebniserwartung und die Selbstwirksamkeitserwartung werden nach diesem Modell als ausschlaggebend eingestuft für Ziele und Verhalten einer Person (Knoll et al., 2017, S. 28).

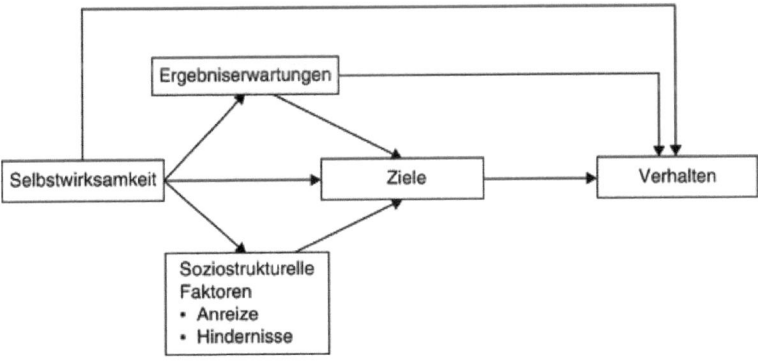

Abbildung 3: Darstellung der sozial-kognitiven Theorie nach Bandura 1977, (Knoll et al., 2017, S. 28).

Zusammenfassend haben die SCT und TPB einen Fortschritt der Gesundheitspsychologie durch ihren Kompetenzansatz und der Integration der Verhaltensabsicht erwirkt. Beim Kompetenzansatz beruht der Erfolg der SCT auf dem mit Einbezug der Selbstwirksamkeitserwartung und beim TPB in der Verhaltenskontrolle. Die Verhaltensabsicht kann beim SCT durch den Einbezug vom „Ziel" und beim TPB bei der „Intention" gefunden werden. Zudem werden weitere sozial-kognitive Variablen berücksichtigt und umfangreich untersucht. Zum Nachteil dieser Theorien werden zu einigen methodischen Problemen die fehlende Auskunft bezeichnet, wie Individuum es schaffen, aus der gebildeten Absicht das Verhalten umzusetzen (Rennberg & Hrsg., 2006, S. 45).

2.3 Dynamische Stufen- bzw. Stadienmodelle

Bei Stadienmodellen (Stufenmodellen) werden die verschiedenen Verhaltensphasen des Menschen berücksichtigt. Dabei wird angenommen, dass sich Menschen auf der gleichen Stufe in ihren Handlungen, Einstellungen und Erwartungen stark ähneln und sich somit auch stark von Personen anderer Stadien abgrenzen. Dabei handelt es sich um qualitativ verschiedene Entwicklungsschritte. Das Ziel bei diesen Modellen besteht darin, zu erkennen, in welchem Stadium sich die Person befindet, um so zielgruppenspezifische Maßnahmen zu entwickelt (Strobl, 2015, S. 36).

Das transtheoretische Modell (TTM) von Prochaska und Di Clemente (1983) geht davon aus, dass ein spezielles Zielverhalten nur durch das durchlaufen von qualitativ unterschiedlichen Stadien oder Stufen realisiert werden kann und somit keine kontinuierliche Verhaltensänderung zeigt (zitiert nach Brinkmann, 2014, S.

95). Somit wird ersichtlich, dass eine erfolgreiche Verhaltensänderung davon abhängt, ob das Individuum alle Stadien durchlaufen und zudem die stufenspezifischen Prozesse ungesetzt hat. Falls dieser Durchlauf nicht vollendet wurde, steigt die Wahrscheinlichkeit eines Rückfalls an, in weniger vorteilhafte Verhaltensgewohnheiten zurückzufallen (Prochaska, DiClemente, Velicer & Rossi, 1992, zitiert nach Brinkmann, 2014, S. 96). Die nachfolgende Ausführung kann in Abbildung 4 visualisiert und zum besseren Verständnis herangezogen werden.

Bei dem TTM werden sechs verschiedene Stadien der Verhaltensänderung angenommen, was zudem das zentrale Konstrukt des Modells bildet. Weitere Konstrukte sind die Prozesse der Verhaltensänderung, die Selbstwirksamkeitserwartung, die Entscheidungsbalance und die Versuchung. Hierbei wird ersichtlich warum dieses Modell den Namen „transtheoretisch" trägt, da es Konstrukte aus verschiedenen Theorien vereint (Knoll et al., 2017, S. 52). Bei den sechs Stadien der Verhaltensänderung wird angenommen, dass diese sich qualitativ voneinander unterscheiden und nacheinander erfolgen müssen. Zu den Stadien gehören die Präkontemplation, Kontemplation, Vorbereitung, Handlung, Aufrechterhaltung und Termination. Um herauszufinden, auf welchem Stadium sich eine Person befindet, werden die motivationale Ausgangslage, die Absicht Verhalten zu verändern und das vergangene Verhalten dieser Person herangezogen. Im Präkontemplationsstadium denken die Personen nicht darüber nach, ihren Verhalten in den folgenden sechs Monaten zu verändern, wobei ersichtlich wird, dass viele dieser Personen kein Problembewusstsein für ihr Verhalten empfinden. Im Kontemplationsstadium denken die Personen darüber nach, ihr Verhalten in den nächsten sechs Monaten, jedoch nicht im nächsten Monat zu verändern. Hier werden bereits Vor- und Nachteile abgewogen, jedoch fehlt die Intention einer tatsächlichen Veränderung. Sobald eine Intention gebildet wird, befindet sich die Person in der Vorbereitung, dabei hat die Person innerhalb des vergangenen Jahres mindestens einen Versuch unternommen. Das bedeutet, dass diese Personen Versuche unternommen haben, ihr verhalten zu verändern, die vollständige Veränderung jedoch nicht erreicht wurde (z. B. drei Kilogramm abgenommen, aber auch wieder zugenommen). Im nächsten Stadium der Handlungen führen die Personen ihre Intension erfolgreich aus (z. B. einen aktiven Lebensstil führen). Hierbei erfordert die Aufrechterhaltung des Verhaltens eine große Anstrengung. Nach sechs Monaten, in denen die Intension erfolgreich ausgeführt wurde, treten die Personen in das Stadium der Aufrechterhaltung ein. Hierbei wird versucht, das Verhalten zu stabilisieren und Rückfälle zu vermeiden. In diesem Stadium wird angenommen, dass das neue Verhalten keine übermäßig große Anstrengung benötigt wie im vorherigen Stadium. Dieses Stadium bleibt ungefähr fünf Jahre erhalten, in denen das neue Verhalten ausgeführt werden muss (nicht mehr zunehmen); (Knoll et al., 2017, S. 53–54). Nach diesen fünf Jahren, der erfolgreichen Durchführung des neuen Verhaltens, ist die Aufrechterhaltung des gewünschten Verhaltes an keine Anstrengung mehr gebunden und die Person verfügt über eine hohe Selbstwirksamkeit. Dieses Stadium wird Termination genannt (Prochaska, Johnson & Lee, 1998, zitiert nach Knoll et al., 2017, S. 54). Dieser Prozess verläuft jedoch nicht wie ursprünglich angenommen linear. Viele Personen haben während des Lernprozesses mit Rückschlägen zu kämpfen, was bedeutet, dass sie in das vorangegangene Stadium zurückfallen. Demzufolge wird der Veränderungsprozess als spiralförmig betrachtet, da die Personen die Stadien in der vorgegebenen Sequenz durchlaufen, jedoch immer wieder in vorherige Stadien zurückfallen können (Prochaska & Norcross, 1992, zitiert nach Knoll et al., 2017, S. 54). Dieses Modell legt großen Wert auf die Einstufung der Personen in die jeweiligen Stadien. Dazu werden meist Stadienalgorithmen angewandt. Allerdings muss eine Person nicht innerhalb eines bestimmten Zeitraums in das nächste Stadium wechseln. Beispielsweise kann bei einem Raucher die Kontemplation Jahre dauern, wenn er nie festlegt, innerhalb des nächsten Monats aufzuhören (Knoll et al., 2017, S. 54). Neben konkreten Änderungsstrategien (POC) sind ebenso zwei sozial-kognitive Variablen Bestandteil des Modells. Die Selbstwirksamkeit und die Entscheidungsbalance. Unter Selbstwirksamkeit (self-efficacy) wird das Vertrauen in die einen Fähigkeiten verstanden, das gewünschte Verhalten auch umsetzen zu können. Je hoher die Selbstwirksamkeit ausgeprägt ist, desto eher werden die POC angewendet. Die Entscheidungsbalance findet überwiegend in den Vorhandlungsstufen bis zu Bildung der Absicht Anwendung und beschreibt das Abwägen der Vor- und Nachteile des Zielverhaltens. Dabei wird angenommen, dass sich die Selbstwirksamkeit und die Vorteile des Zielverhaltens durch die Beschäftigung und Erfahrungen über die Stufen hinweg zunehmen (Strobl, 2015, S. 40). Die POC sollen den Wechsel von einer auf die andere Stufe bewirken und somit als Prädikator gelten. Die sozial-kognitiven Variablen werden dabei als Indikatorvariable bezeichnet, wobei ein Rückschluss auf das aktuelle Stadium der Person und somit auch deren Erfolg im Verhaltensänderungsprozess geschlossen werden kann (Lippke & Kalusche, 2007, zitiert nach Strobl, 2015, S. 40). Das TTM erweist sich besonders dann als passend, wenn riskantes Verhalten aufgegeben werden soll, um somit gesundheitsförderliches Verhalten erlernen zu können (z. B. Rauchen); (Schlicht & Zinsmeister, 2015, S. 85).

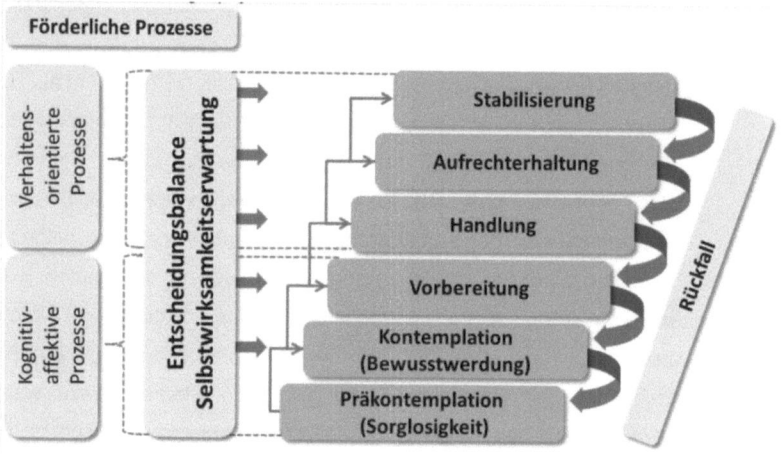

Abbildung 4: Transtheoretische Modell der Verhaltensänderung (zitiert nach jachuber1, 2018, o.S.)

Das sozial-kognitive Prozessmodell gesundheitlichen Handelns (HAPA) wurde von Schwarzer in den 1980er-Jahren konzipiert, um die Theorien zum Gesundheitsverhalten zu revolutionieren. Ziel ist es, auch hierbei eine Vorhersage und Erklärung von Verhalten abgeben zu können. Dabei wurde es vom Handlungsphasen-Modell von Heckhauser (1989) inspiriert. Nach dem Handlungsphasen-Modell durchlaufen die Personen verschiedene Motivations- und Volitionsprozesse, um anschließend in die Handlungsphase übergehen zu können. Dabei wird ersichtlich, dass dieses Stufenmodell Schritt für Schritt vorgeht. Die Personen müssen eine Stufe erfolgreich durchlaufen haben, um in die nächste vorzudringen, um schließlich zum angestrebten Endverhalten zu gelangen, was nachfolgend erklärt wird und anhand Abbildung 5 visualisiert werden kann. Dabei spielt eine gewisse Ausprägung der

Selbstwirksamkeitserwartung in verschiedenen Phasen eine wichtige Rolle (Brinkmann, 2014, S. 104–105).

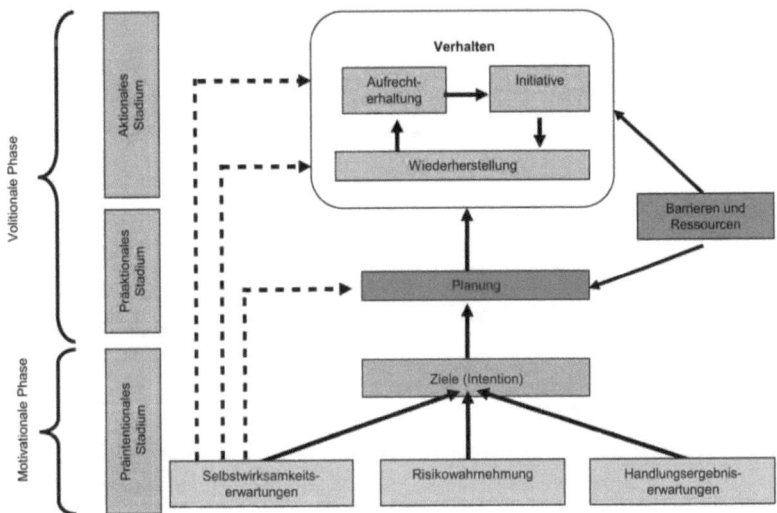

Abbildung 5: Das sozial-kognitive Prozessmodell gesundheitlichen Handelns (HAPA); (Brinkmann, 2014, S. 106).

Die erste Phase wird als Motivationsphase beschrieben, in der eine Person die Absicht (Intention) bildet, ein bestimmtes Verhalten zu ändern. Anschließend folgt die Volitionsphase, in der die Umsetzung geplant und das angestrebte Verhalten realisiert wird (Brinkmann, 2014, S. 105). Die **Motivationsphase** (auch präintentionale Phase) entsteht aus dem Zusammenspiel von dreier sozial-kognitiver Faktoren, nämlich der Risikowahrnehmung, der Handlungsergebniserwartung und den Erwartungen an die Selbstwirksamkeit (Brinkmann, 2014, S. 106). In dieser Phase wird besonderes Augenmerk auf die Kognitionen und die darauffolgenden Handlungen gelegt. Anfangs schätzt die Person ihre subjektive Vulnerabilität und den Schweregrad gegenüber der Erkrankung bzw. einem Ereignis ein, was die Stufe der Risikowahrnehmung darstellt. Um eine Verhaltensänderungsintention bilden zu können, muss in der zweiten Stufe eine überwiegend positive Handlungsergebniserwartung gebildet oder aktiviert werden („Spazieren gehen ist gut für meine Gesundheit"). Daraufhin werden die Handlungskonsequenzen durch die Bedrohungswahrnehmung aktiviert („Durch Bewegung im Alltag nehme ich ab, was mein Risiko einer Herzattacke senkt".). Zum Abschluss, in der dritten Stufe muss die Person jedoch noch der Überzeugung sein, das Verhalten erfolgreich ausführen zu können. Diese Einschätzung der eigenen Handlungskompetenz (Selbstwirksamkeit oder Kompetenzerwartung) erfordert eine große Motivationskraft. Nach Abschluss dieses Stadiums entsteht eine Intension ein bestimmtes Verhalten zu verändern (Brinkmann, 2014, S. 106-107). Somit ist die motivationale Phase abgeschlossen und die Person kann sich in der anschließenden volitionalen Phase um die Umsetzung der Pläne kümmern. Bei der **Volitionsphase** wird vor allem Anstrengung und Ausdauer gefordert. Hierbei müssen drei Stadien durchlaufen werden, das präaktionale, das aktionale und das postaktionale Stadium (Brinkmann, 2014, S. 106). Die präaktionale Phase, das Handlungsstadium, werden Handlungen gezielt geplant, dabei wird festgelegt, wann, wo und wie sie das Verhalten ausführt (Lippke, Ziegelmann & Schwarzer, 2005, zitiert nach Brinkmann, 2014, 107). Dabei wird wieder die Kompetenzerwartung wichtig, da die Person hier im Handlungsstadium die Details planen muss, da hier bewertet wird, ob die Teilhandlungen erfolgreich umgesetzt werden können. Anschließend wird das geplante Verhalten in der aktionalen Phase ausgeführt (z. B. Verabredung mit Freunden zum Bergsteigen). Da gerade in dieser Phase einige Schwierigkeiten und Hindernisse auf die Person zukommen können, wird es in diesem Stadium äußerst wichtig Unterstützung zu gewährleisten. Unterstützende Faktoren können zum Beispiel die soziale Unterstützung durch Partner, Familie, Freunde darstellen oder eigene Ressourcen wie etwa Disziplin, die vor allem den individuellen Veränderungsprozess unterstützen. Allerdings können die Gegebenheiten der Situation eine Person auch hier noch dazu veranlassen, ihre Verhaltensänderung aufzugeben. Dies kann zum Beispiel der Fall sein, wenn Personen in der Stadt leben und erst längere Fahrten auf sich nehmen müssen, um Wandern gehen zu können. Zudem müssen hier auch zeitliche und finanzielle Ressourcen betrachtet werden (Brinkmann, 2014, S. 107–108). Interventionen zur Stützung von individuellen Veränderungsprozessen können somit nur dann wirksam sein, wenn sie auf die Person und dessen derzeitigem Stadium zugeschnitten sind. Zudem ist es unerlässlich, aktuell bedeutsame sozial-kognitive Faktoren zu aktivieren. In der anschließenden postaktionalen Phase werden die Handlungsausführungen bewertet, indem Erfolg und Misserfolg bilanziert und interpretiert wird. Hierbei führen Erfolge zur Stärkung der Volition, während

Misserfolge diese verringern, was bei diesen Prozessen von der Ursachenzuschreibung wesentlich abhängig ist (Brinkmann, 2014, S. 108).

Welches dieser gesundheitspsychologischen Modelle Anwendung findet, hängt meist von den geforderten Kriterien ab. Für die Praxis können die Maßnahmen zur Erhöhung der Selbstwirksamkeit von Interesse sein, während in der Forschung nach der Varianzaufklärung gefragt werden könnte (Rennberg & Hrsg., 2006, S. 59).

Zum Abschluss der gesundheitspsychologischen Modelle sind die Modelle des Rückfalls ein bedeutender Ansatz in der Rückfallprävention. Ein Rückfall bedeutet in der Gesundheitsforschung eine Rückkehr zum Risikoverhalten. Nach Schwarzer (2004) werden drei theoretische Ansätze unterschieden. Das moralische Modell, das Krankheitsmodell und das Selbstkontrollmodell. Das moralische Modell hat seinen Ursprung in der christlichen Ethik und besagte, dass es Menschen mit übermäßigem Alkoholkonsum, Rauchen oder zu viel Essen, an Willen mangelt, die Abhängigkeit zu unterbrechen. Diese Personen wurden als charakterschwach und moralisch nicht strukturiert angesehen. Dieses Modell wurde jedoch vom Krankheitsmodell abgelöst, indem süchtiges Verhalten als körperliche Abhängigkeit empfunden wurde, die sich durch die Betroffenen kontrollieren lassen und durch genetische Faktoren bedingt sind (zitiert nach Brinkmann, 2014, S. 112–113). Das Modell des Rückfallprozesses nach Marlatt 1985 (PR-Modell) betrachtet einen Rückfall aus sozial-kognitiver Sicht viel kritischer und detailreicher als die zwei vorherigen Ansätze. Das PR-Modell geht davon aus, dass abhängiges Verhalten durch operante Konditionierung, positive Verstärkung erlernt wurde und somit wieder durch neue Lernprozesse „verlernt" werden kann (zitiert nach Brinkmann, 2014, S. 114). Demzufolge hängt die Rückfälligkeit an den behavioralen Bewältigungsstrategien in Risikosituationen des Betroffenen. Als Risikosituationen wird in der Suchthilfe belastende emotionale Zustände, sozialer Druck und Geselligkeit angesehen (Jenko, 2007, S. 4). Um dieses Modell auf das in dieser Arbeit verwendete Feld zu beziehen, können hier Risikosituationen auftreten, in denen der Betroffene einen langen anstrengenden Arbeitstag hinter sich hat, es draußen um 17:00 Uhr kalt und dunkel ist und die Person sich nun aufraffen muss, wie geplant ins Fitnessstudio zu gehen.

3 Anwendungsteil

Nachdem die verschiedenen gesundheitspsychologischen Modelle beschrieben wurden, wird in diesem Teil der Arbeit mit praxisbezogenen Beispielen gearbeitet, um den Prozess der Verhaltensänderung näher zu beschreiben. Das hier herangezogene Beispiel bezieht sich auf das Anwendungsfeld „Fitnessstudio", indem der Gesundheitsberuf des Personaltrainers eingesetzt wird. Das Ziel besteht darin, die Entwicklung und Stabilisierung einer gesundheitsförderlichen körperlich-sportlichen Aktivität zu unterstützen.

Der menschliche Organismus ist auf Bewegung ausgelegt. In der modernen Welt gibt es jedoch zahlreiche Anreize, einem inaktiven Lebensstil nachzugehen. Viele Arbeiten werden im Sitzen erledigt, erleichterte Fortbewegung findet meist durch Autos oder Fahrstühle statt und ein entspannter Fernsehabend gehört für viele zum Abendprogramm (Strobl, 2015, S. 17). Studien der Weltgesundheitsorganisation (WHO) veröffentlichte alarmierende Zahlen. Im Fachmagazin „The Lancet Global Health", zeigten die Wissenschaftler, dass mehr als ein Viertel der erwachsenen Weltbevölkerung einen Bewegungsmangel aufweisen. Diese Zahlen lassen darauf schließen, dass die Herz-Kreislauf-Leiden, Diabetes, manche Krebsarten und etliche weitere Krankheiten steigen werden (Guthold, Stevens, Riley & Bull, 2018).

Für diese Ausarbeitung wurde sich für ein Stadienmodell der Verhaltensänderung entschieden, genauer gesagt, für das *Transtheoretische Modell (TTM).* Es wurde sich aus dem Grund für das TTM entschieden, da es durch seine konkreten Änderungsstrategien (POC) sich für den Abbau eines gesundheitsschädlichen Verhaltens und Aufbau eines gesundheitsförderlichen Verhaltens, im Kontext der körperlich-sportlichen Aktivität als hilfreich erweist (Strobl, 2015, S. 55). Buksch (2007) sowie Prochaska und Marcus (1994) haben dieses Modell erstmals auf die körperlich-sportliche Aktivität angewandt, da es ursprünglich für Raucherinnen und Raucher entwickelt wurde (zitiert nach Strobl, 2015, S. 37). Die jeweiligen Stufen werden mit entsprechenden Fördermaßnahmen unterstützt, die als maßgeschneiderte Intervention bezeichnet werden. Dabei ist zu unterscheiden, dass in den Vorhandlungsstufen kognitiv-affektive Strategien zum Einsatz kommen, während in den

Handlungsstufen verhaltensorientierte Prozesse relevant sind (Strobl, 2015, S. 55).

Zunächst sollte jedoch noch die Definition von körperliche-sportlicher Aktivität beschrieben werden. Dabei beschreibt Rost die körperliche Aktivität 1997 als „Summe aller Prozesse, bei denen durch aktive Muskelkontraktionen Bewegungen des menschlichen Körpers hervorgerufen werden bzw. vermehrt Energie umgesetzt wird" (zitiert nach Strobl, 2015, S. 17). Als körperliche Aktivität

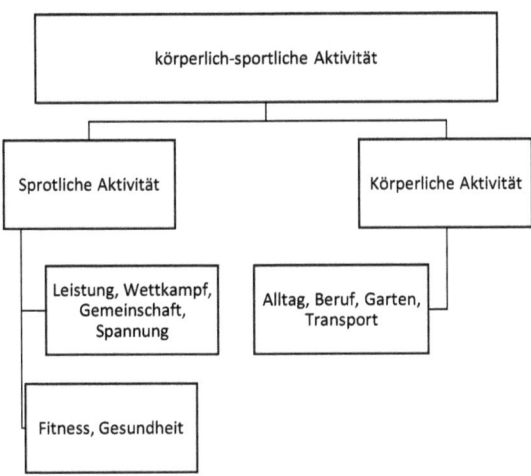

Abbildung 6: Systematisierung von körperlich-sportlicher Aktivität (eigene Darstellung in Anlehnung an Strobl, 2015, S. 19)

werden demnach alle Bewegungen umfasst, die durch die Muskelaktivität einen höheren Energieverbrauch umfassen. Dabei werden sowohl die Bewegungen im Alltag und im Beruf inbegriffen als auch spezifische Bewegungen, die zur Verbesserung der Fitness und der Gesundheit durchgeführt werden, wie in Abbildung 6 deutlich gemacht wurde (Strobl, 2015, S. 17).

In dieser Veranschaulichung handelt es sich um Herr M., ein 32 Jahre alter Mann, der vor Kurzem geschieden wurde und einen leichten Herzinfarkt erlitt. Sein BMI beträgt 32,2. Er arbeitet meist im Sitzen in einer IT-Abteilung am Flughafen München und habe auch in seiner Freizeit wenig körperliche Bewegung integriert. Seid der Scheidung mit seiner Frau berichtet er von psychosomatischen Problemen, wie Schlaflosigkeit und Unkonzentriertheit. Herr M. wird von seinem guten Freund Herr K. zum „Tag der offenen Tür" im Fitnessstudio „Change & Chance" mitgenommen. Herr K. ist bereits im

Fitnessstudio und möchte Herr M. dazu bringen sich auch anzumelden, damit beide gemeinsam Sport betreiben können. Herr M. hat widerwillig zugestimmt, ist aber eigentlich nicht daran interessiert einen Vertrag abzuschließen geschweige denn Sport zu betreiben.

Herr M. befindet sich hier im ersten Stadium, der Präcontemplation oder auch Stufe der Absichtslosigkeit genannt. Hier ist das Aktivitätslevel auf einem minimalen Niveau. Herr M. ist sich seines gesundheitlichen Problemverhaltens nicht bewusst oder aber hat kein Interesse dies in absehbarer Zeit (innerhalb der nächsten sechs Monate) zu verändern (Strobl, 2015, S. 37). In dieser Phase sind kognitiv-affektive, im inneren der Person ablaufenden Prozesse aktiv. Personen, wie Herr M., die sich auf der ersten Stufe befinden erhalten im TTM drei Zentrale Strategien, die Steigerung des Problembewusstseins, emotionales Erleben und die Neubewertung der persönlichen Umwelt. Mit der Steigerung des Problembewusstseins (consciousness raising) wird das Bewusstwerden beschrieben, dass mangelnde Bewegung negative gesundheitliche Folgen mit sich bringen und somit eine Auseinandersetzung mit der Auswirkung von körperlich-sportlicher Aktivität. Mit Emotionalen Erleben (dramatic relief) ist die persönliche Betroffenheit gemeint, die mit dem Bewusstwerden des erhöhten Risikos an gesundheitliche Folgen zu erkranken einhergeht (z. B. koronare Herzerkrankungen), wenn nicht gehandelt wird. Demgegenüber soll ein positives Gefühl bei der Vorstellung entstehen, dieses Leiden durch mehr Bewegung abwenden oder reduzieren zu können. Die letzte Strategie in dieser Phase ist die Neubewertung der persönlichen Umwelt (enviromental reevaluation), in der die Sorgen des sozialen Umfeldes über den eigenen Gesundheitszustand oder ggf. die Nachahmung des inaktiven Verhaltens wahrgenommen werden soll (Strobl, 2015, S. 38).

Herr M. erhält nun ein Erstgespräch mit mir, dem Personaltrainer, indem die Wünsche und Vorstellungen besprochen werden sollen. In diesem Gespräch fällt auf, dass Herr M. die Fragen nur ausweichend beantworte und sehr widerwillig mitmacht. Ich ändere meine Strategie und Frage Herr M., wie hoch die Chancen bestehen, dass er einen zweiten Herzinfarkt erleidet. Nach einer eher ausweichenden unernsten Antwort löse ich die Frage auf, indem ich ihm unterbreite, dass etwa ein Drittel der Herzinfarktpatienten einen weiteren Infarkt erleiden. Ich erzähle ihm weiter, dass durch mangelnde Bewegung ein erhöhtes

Risiko für verschiedenste Herz-Kreislauf-Erkrankungen besteht. In der Zwischenzeit hole ich Herr F. dazu und frage ihn, warum er Herr M. mitgebracht hat. Er antwortet mit dem Argument, dass er sich sorgen um Herr M. mache, da er sich nach der Scheidung gehen lässt, der Herzinfarkt ihn hätte umdenken lassen müssen und er sich erhebliche Sorgen um ihn mache. Nach dieser Antwort ist Herr M. sprachlos und lockert zum Schluss auf. Er lässt sich von seinem Freund die neuesten Geräte des Studios zeigen und probiert sogar einiges aus. Drei Wochen später erhalte ich einen Anruf von Herr M., indem er um ein Probetraining bittet. Nun stellt sich heraus, dass Herr M. sein Verhalten ändern wolle, dies jedoch nur ganz langsam Schritt für Schritt und erst nach seiner bevorstehenden Rehabilitation aufgrund des Herzinfarktes. Leider meldet sich Herr M. lange Zeit nicht mehr und es vergehen einige Monate.

Nach dem stattgefundenen ersten Prozess befindet sich Herr M. nun in der Absichtsbildungsstufe, der Kontemplation. Hier befinden sich Personen, die ihr Verhalten in den nächsten sechs Monaten ändern wollen, sich aber über die Risiken mangelnder Bewegung im Klaren sind. Hier werden jedoch noch einige Zeit benötigt, um Vor- und Nachteile abzuwägen, wobei hier noch mal zwei Jahre vergehen können, da das Vorhaben immer weiter in die Zukunft geschoben wird. In dieser Phase ist es wichtig neben den schon bekannten drei Strategien, die Strategie der Selbstneubewertung (self-reevaluation) zu ergreifen. Dabei soll erkannt werden inwieweit die persönlichen Wertvorstellungen mit dem aktuellen Verhalten im Konflikt stehen (Strobl, 2015, S. 38). In diesem Kontext bietet es sich an, die Auswirkungen der körperlichen Aktivität auf den Körper zu verdeutlichen, wie in Tabelle 2 dargestellt wurde. Bei Herr M. könnte das Argument eingebracht werden, eine neue Partnerin zu finden, indem er seinen BMI herunterbringt und somit sein äußerliches Auftreten verbessert. Nach Sylvester meldet sich Herr M. nochmals bei mir, um jetzt wirklich anzufangen etwas zu ändern und einen Vertrag abschließen will, indem ein persönliches Coaching enthalten ist, um körperlich aktiver zu werden.

Bewegungsinduzierter Faktor	Auswirkungen
Beseitigung des Bewegungsmangels	Vielfältige Anpassungen, z. B. bessere Funktion der Atrien
Kochsalzverlust durch Bewegung	Senkung des Blutdrucks um 10-20 %
Höherer kalorischer Umsatz	Gewichtsreduktion
Verbrennung von Fetten	Normale Blutfette
Entsorgung von Cholesterin	Normale Cholesterinwerte
Verbrennung von Einfachzuckern	Normaler Blutzuckerspiegel
Geringerer Insulinbedarf	Normale Produktion von Insulin

Tabelle 2: Aspekte und Auswirkungen körperlicher Aktivität (eigene Darstellung, In Anlehnung an Wick & Gabriel, H., Donath, L., 2011, S. 114).

Herr M. befindet sich nun im Übergang zu den Handlungsstufen, in der Vorbereitung, der Präparation. Das feste Vornehmen der Verhaltensänderung im nächsten Monat wurde getroffen. Erste Versuche das gewünschte Verhalten auszuführen wurden gestartet (Strobl, 2015, S. 37). In dieser Phase stellt eine hilfreiche Strategie, die Wahrnehmung förderlicher Umweltbedingungen (social liberation) dar. Die Wahrnehmung von Gelegenheiten und Personen soll gestärkt werden, die eine vermehrte Aktivität unterstützen können (Strobl, 2015, S. 39). Zum Beispiel muss Herr M. erst um 10 Uhr anfangen zu arbeiten und könnte die Zeit davor nutzen, um ins Fitnessstudio zu gehen. Zudem kann er feste Trainingstage mit seinem Freund Herr F. ausmachen, um gemeinsam das Fitnessstudio aufzusuchen. Nachdem Herr M. alle Strategien erfolgreich gemeistert hat, nahm sein gewünschtes Verhalten nach 6 Monaten ab. Es fällt ihm schwer sich im Sommer zu motivieren zum Training zu gehen, wodurch er einige Personal-Trainings-Termine absagte. Sein Kumpel Herr F. hatte das zweite Kind bekommen und so nur noch wenig Zeit für das gemeinsame Training. Nach einigen Rückschlägen, in denen er sein Ziel aus den Augen verlor, schafft er es nach seinem Sommerurlaub, indem er einige Bekanntschaften mit Frauen einging, erneut durchzustarten.

Herr M. befindet sich nun in der Handlungsstufe (Action), da er in den letzten sechs Monaten erfolgreich das gewünschte Zielverhalten gezeigt hat (an den meisten Tagen der Woche sportlich aktiv zu sein). Er erfordert jedoch immer noch eine hohe Anstrengung und ist mit viel organisatorischem und zeitlichem Aufwand verbunden (Strobl, 2015, S. 37). In dieser Phase werden nun die verhaltensorientierten Strategien angewendet. Herr M. macht kurz vor einem erneuten Rückschlag einen Termin bei mir aus, um sein neu gewonnenes Verhalten beibehalten zu können. Um in der Handlungsstufe (Action) zu bleiben erweisen sich Strategien als hilfreich, wie die Selbstverpflichtung, das Nutzen hilfreicher Beziehungen, die (Selbst-)Verstärkung, die Gegenkonditionierung sowie die Kontrolle der Umwelt. Bei der Selbstverpflichtung (self-liveration), werden die inneren Verpflichtungen (vier-mal die Woche zum Sport zu gehen) durch öffentliche Bekundungen verstärkt. Unter dem Nutzen von hilfreichen Beziehungen (helping relationships) fällt die Unterstützung von anderen Personen, indem sie dasselbe Ziel verfolgen und zusammen sportlich aktiv sein können. Die Selbstverstärkung (reinforcement management) kann in Form von Belohnungen erfolgen, wie durch Lob und Wertschätzung anderer oder die Erfüllung eigener Wünsche, wenn das gewünschte Verhalten eine Zeit lang ausgeübt wurde. Unter der Kontrolle der Umwelt (stimulus control) wird verstanden, seine Umwelt aktiv zu verändern bzw. sie aktivitätsfördernd zu gestalten. Als letzte Strategie wird die Gegenkonditionierung (counter conditioning) verstanden. Hierbei werden alternative Verhaltensweisen erlernt, die bei Situationen eingesetzt werden, in denen ein Auslöser für Problemverhalten vorliegt (Strobl, 2015, S. 39). Bei Herr M. wurden folgende Umsetzungen angewendet. Er erzählte zuerst Freunden und Familie von seinem Vorhaben, Kraft- und Cardiotraining auszuüben, um sportlich aktiver zu werden und so sein Risiko für einen erneuten Herzinfarkt zu senken. Zudem trug er sich in die Spinninggruppe des Fitnessstudios ein und lernte so viele gleichgesinnte kennen, mit denen er sich oft zum gemeinsamen Krafttraining verabredete. Nach einiger Zeit erfüllte sich Herr M. den Wunsch eines Schnellbootführerscheins, da er durch sein neu gewonnenes Selbstvertrauen und Körpergefühls nun Spaß an sommerlichen Aktivitäten fand. Ein weiterer Punkt bestand darin, die Lage seiner neuen Wohnung auch danach auszurichten in der Nähe des Fitnessstudios zu liegen. Als letzten Punkt vereinbarten wir, dass wenn er sich nach der Arbeit zu Müde für das Training fühle oder keine Lust hat, er statt sich vor den Fernseher zu setzten eine Runde laufen oder spazieren gehe. All diese Strategie haben Herr M. geholfen sein gewünschtes Verhalten zu zeigen und seinen Tiefpunkt zu überwinden. In einer Motivationslosen Phase bietet es sich immer an Vor allem als Personaltrainer neue Sportarten vorzuschlagen, um Abwechslung in die tägliche Bewegung zu bringen und Anregungen für die Freizeitgestaltung zu liefern. Mit Herr M. wurden einige Alternative Sportarten inklusive Vor- und Nachteile zusammengetragen, die er in Falle einer solchen Phase ausprobieren könne (Tabelle 3).

Sportart	Vorteile	Nachteile	Durchführungsbemerkung
Schwimmen	Nutzbare physikalische Besonderheiten, hoher Motivationswert	Aufwendig, Erhöhte Herz-Kreislauf-Belastung	Von niedrigerer Herzschlagfrequenz ausgehen
Joggen	Einfache Bewegungstechnik, überall durchführbar	Mäßige Beanspruchung des Haltungs- und Bewegungssystems	Weicher Untergrund, Gute Laufschuhe
Walking	Geringe Belastung des Haltungs- und Bewegungssystems	Keine	Korrektive Technik erlernen
Wandern	Naturverbunden, Einfache Bewegung	Möglicherweise längerer Anfahrtsweg	Strecke und Profil individuell anpassen
Radfahren	Naturverbunden, Einfache Bewegung	Straßenverkehr	Gute Streckenplanung, geeignete Fahrräder
Ergometer	Gute Dosierbarkeit	Kostenintensiv, variable Motivation	Trainingswirksamen Bereich herausfinden
Nordic Walking	Geringe Belastung des Haltungs- und Bewegungssystems, Sehr kreislaufwirksam	Koordinativ anspruchsvoll	Korrekte Technik erlernen
Aerobic	Sehr motivierend, Kreislaufwirksam	Eingeschränkte Individualität	Kurse individuell auswählen
Skilanglauf	Naturverbunden Klimareis, Kreislaufwirksam	Entsprechende Ausrüstung Notwendig	Möglichst geeignete Technik erlernen

Tabelle 3: Typische Ausdauersportarten und deren Wertung aus gesundheitssportlicher Sicht (eigene Darstellung, in Anlehnung an Wick & Gabriel, H., Donath, L., 2011, S. 117).

Die einzelnen Stufen werden zwar nacheinander durchlaufen, jedoch oftmals nicht linear, da häufig ein Rückfall in vorhergehende Stufen stattfinden. Nach einem Rückfall stehen die Chancen jedoch gut durch die bereits gemachten Erfahrungen, wieder die nachfolgende Stufe zu erreichen (Strobl, 2015, S. 38).

4 Diskussion & Reflexion

In dieser Arbeit wurde deutlich, dass für eine Aufnahme und Aufrechterhaltung einer gewünschten Handlungsweise zahlreiche kognitive und affektive Prozesse notwendig sind. Um zu einer relativ unumstößlichen Gewohnheit zu gelangen, müssen unterschiedliche gedankliche Abwägungs- und Entscheidungsprozesse durchlaufen werden, die zum Teil mit großer Willensanstrengung verbunden sind. Jedoch werden in vielen Theorien und Modellen nur Teilaspekte des Gesamtprozesses behandelt, was durchaus dazu beiträgt, dass Maßnahmen zur körperlich-sportlichen Aktivitätsförderung nur bedingt einsetzbar sind (Strobl, 2015, S. 36). Deshalb hat sich ein rein psychologischer Ansatz als ausbaubar erwiesen, da dieser die nichtpsychologischen Kontextfaktoren unzureichend berücksichtigt. Zwar wird die Existenz verschiedener Verhaltensweisen mit den Stadienmodellen aufgegriffen (Strobl, 2015, S. 36) und zudem werden mit dem TTM auch konkrete Handlungsstrategien (POC) aufgezeigt, mit denen die Personen auf ihrem Prozess zur Verhaltensänderung unterstützt werden (Strobl, 2015, S. 5), jedoch verlangt eine langfristige Verhaltensänderung von der Inaktivität zur körperlich-sportlichen Aktivität eine weiträumigere Sichtweise. Zur körperlich-sportlichen Aktivität gehört ein enormer zeitlicher und organisatorischer Aufwand und ist mit sowohl konditionellen als auch koordinativen Anforderungen verbunden. Nur wenn das Handeln als angenehm empfunden wird, kann es langfristig leicht aufrechterhalten werden. Ansonsten geht es mit hoher Anstrengungsbereitschaft einher, über volitionale Prozesse die regelmäßige körperlich-sportliche Aktivität auszuüben. Somit ist eine gewisse Anfälligkeit für bequeme Vermeidungsreaktionen (z. B. einen Fernsehabend) gegeben (Strobl, 2015, S. 53). Um das Beispiel aus der vorherigen Ausarbeitung aufzugreifen, wird Herr M. erneut herangezogen, da er in einer IT- Abteilung arbeitet und dadurch viel am Computer sitzt und nur wenig Bewegung integrieren kann. Dadurch wird das Realisieren des Zielverhaltens (ausreichend sportliche-körperliche Aktivität) erschwert und mit größerem Aufwand verbunden.

Der rein psychologische Ansatz sollte deshalb durch weitere Disziplinen ergänzt werden. Ein Beispiel hierfür wäre die Ergänzung in Bezug auf die Kontextfaktoren im beruflichen Umfeld. Demzufolge kann das medizinsoziologisch-theoretische Modell beruflicher Belastungen, das Modell beruflicher Gratifikationskrisen, von Johannes Siegrist (1996a, 2002, zitiert nach Schirmer, 2015, S. 1) herangezogen werden. Dabei wird davon ausgegangen, dass durch ein Ungleichgewicht in Bezug auf Verausgabung und Belohnung im Berufsleben unter anderem zu einer zentralnervösen Aktivierung auf die Herz-Kreislauf-Gesundheit führen kann. Dabei werden zwei Quellen psychosozialer Belastung unterschieden, die extrinsische (Arbeitssituationsbetreffend) und die intrinsische Quelle, die die individuelle Bewältigungsverhalten in den Fokus nimmt. Aufgrund dieses Modells können Risikogruppen im Erwerbsleben identifiziert werden und spezifische Interventionen auf individueller, interpersoneller und struktureller Ebene erhalten (Peter, 2002, S. 386).

Der psychologische Ansatz kann dahingehend mit dem Modell beruflicher Gratifikationskrisen ergänzt werden, da hier die Kontextfaktoren im beruflichen Umfeld miteinbezogen werden und diese in der heutigen Gesellschaft und im Prozess der Verhaltensänderung keine unwesentliche Rolle spielt.

5   Fazit & Ausblick

Das Ziel dieser Arbeit besteht darin, als Personaltrainer im Umfeld eines Fitnessstudios, Klienten bei dem Prozess der Verhaltensänderung von einem inaktiven Zustand hin zu einer gesundheitsförderlichen körperlich-sportlichen Aktivität zu begleiten und unterstützen. Im Alltag des Personaltrainers können Klienten aus unterschiedlichen Phasen des Prozesses seine Unterstützung benötigen. In diesem Kontext wurde die Verhaltensänderung anhand theoretischen Wissens gestützt und mit konkreten Umsetzungsstrategien praxistauglich gemacht. Weitere Forschungen werden im Bereich der Kontextfaktoren notwendig, um umfassende Hilfestellungen leisten zu können, einen körperlich-sportliche Aktivität in ihren Alltag zu integrieren.

Literaturverzeichnis

Brinkmann, R. D. (2014). *Angewandte Gesundheitspsychologie.* Halbergmoos/ Germany: Pearson Deutschland GmbH.

Faltermaier, T. (2005). *Gesundheitspsychologie* (1. Aufl.). Stuttgart: Kohlhammer.

Franke, A. (2012). *Modelle von Gesundheit und Krankheit* (Programmbereich Gesundheit, 3., überarb. Aufl.). Bern: Huber. Verfügbar unter http://sub-hh.ciando.com/book/?bok_id=471889

Fröhlich, W. D. (2014). *Wörterbuch Psychologie* (dtv, Bd. 34625, Original-Ausg., 29., unveränd. Nachaufl.). München: Dt. Taschenbuch-Verl.

Guthold, R., Stevens, G. A., Riley, L. M. & Bull, F. C. (2018). *Worldwide trends in insufficient physical activity from 2001 to 2016: a pooled analysis of 358 population-based surveys with 1·9 million participants* (6. Auflage), Department for Prevention of Noncommunicable Diseases, WHO, Geneva, Switzerland. Zugriff am 14.07.2020. Verfügbar unter http://dx.doi.org/10.1016/ S2214-109X(18)30357-7

Jachuber1 (2018). Transtheoretisches Modell der Verhaltensänderung Transtheoretical. Repetico. Zugriff am 28.07.2020. Verfügbar unter https://www.repetico.de/card-60590521

Jenko, D. M. (2007). *Selbstwirksamkeitserwartung, Rückfallzuschreibung und Rückfallrisiko in einer klinischen Stichprobe alkoholabhängiger Probanden.* INAUGURAL-DISSERTATION. Westfälischen Wilhelms-Universität, Münster (Westf.). Zugriff am 28.07.2020. Verfügbar unter https://d-nb.info/989455718/34

Knoll, N., Scholz, U. & Rieckmann, N. (2017). *Einführung Gesundheitspsychologie. Mit 5 Tabellen und 52 Fragen zum Lernstoff* (utb-studi-e-book, Band 5, 4., aktualisierte Auflage). München: Ernst Reinhardt Verlag; UTB GmbH. Verfügbar unter http://www.utb-studi-e-book.de/9783838547459

Peter, R. (2002). Berufliche Gratifikationskrisen und Gesundheit. *Psychotherapeut, 47*(6), 386–398. https://doi.org/10.1007/s00278-002-0267-0

Rennberg, B. & Hammelstein, Phillip (Hrsg.). (2006). *Gesundheitspsychologie.* Heidelberg: Springer Medizin Verlag.

Robert Koch Institut. (2020, 26. Juni). *SARS-CoV-2 Steckbrief zur Coronavirus-Krankheit-2019 (COVID-19). 4. Risikogruppen für schwere Verläufe*, Robert Koch Institut. Zugriff am 29.06.2020. Verfügbar unter https://www.rki.de/DE/Content/InfAZ/N/Neuartiges_Coronavirus/Steckbrief.html

Schirmer, S. M. (Fachbereich Medizin, Hrsg.). (2015). *Validierung der „Overcommitmentskala" des Modells beruflicher Gratifikationskrisen.* naugural-Dissertation zur Erlangung des Doktorgrades der gesamten Humanmedizin, Philipps-Universität Marburg. Zugriff am 21.07.2020. Verfügbar unter http://archiv.ub.uni-marburg.de/diss/z2015/0165/pdf/dss.pdf

Schlicht, W. & Zinsmeister, M. (2015). *Gesundheitsförderung systematisch planen und effektiv intervenieren.* Berlin, Heidelberg: Springer Berlin Heidelberg. https://doi.org/10.1007/978-3-662-46989-7

Strobl, H. (2015). *Entwicklung und Stabilisierung einer gesundheitsförderlichen körperlich-sportlichen Aktivität.* Dissertation. FELDHAUS VERLAG GmbH & Co. KG.

Wick, C. & Gabriel, H., Donath, L. (2011). Gestaltung eines gesundheitsorientierten Trainings. In L. Vogt & M. Bürklein (Hrsg.), *Sport in der Prävention. Handbuch für Übungsleiter, Sportlehrer, Physiotherapeuten und Trainer ; mit 91 Tabellen* (3., vollst. überarb. und erw. Aufl., S. 116–129). Köln: Dt. Ärzte-Verl.

Leuphana Universität Lüneburg. (2020). *Leuphana-Wissenschaftler entwickeln Online-Training als Helfer bei Corona-Sorgen.* Zugriff am 29.06.2020. Verfügbar unter https://idw-online.de/de/news744296

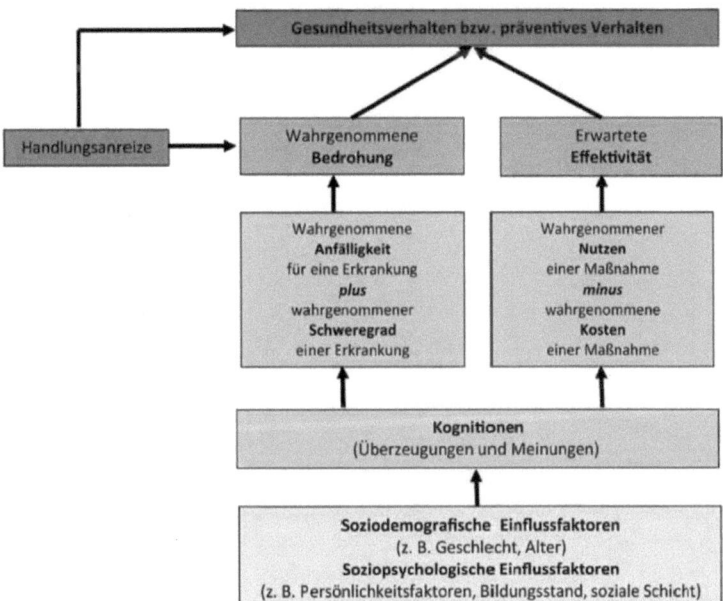

BEI GRIN MACHT SICH IHR WISSEN BEZAHLT

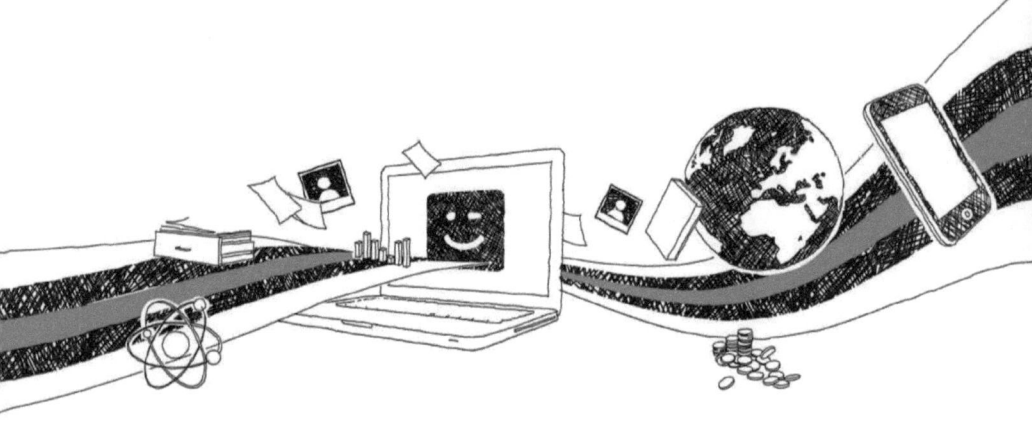

- Wir veröffentlichen Ihre Hausarbeit,
  Bachelor- und Masterarbeit

- Ihr eigenes eBook und Buch -
  weltweit in allen wichtigen Shops

- Verdienen Sie an jedem Verkauf

Jetzt bei www.GRIN.com hochladen und kostenlos publizieren

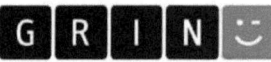